歯ならび、矯正歯科治療

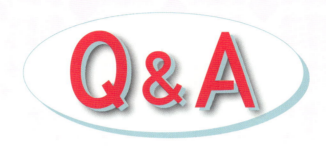

Q&A

清水　典佳
（日本大学教授・歯学部歯科矯正学）

富永　雪穂
（静岡市・アルファ矯正歯科クリニック院長）

納村　泰弘
（日本大学講師・歯学部歯科矯正学）

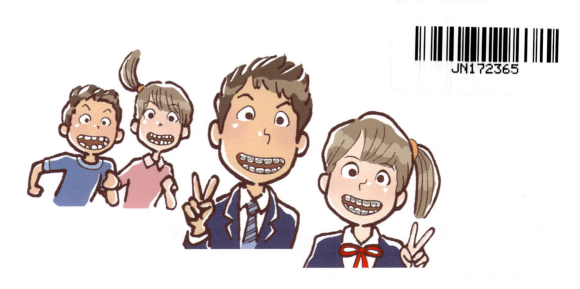

医学情報社

● 執筆協力 ●
岡田　陽　（アルファ矯正歯科クリニック）

はじめに

　矯正歯科治療は自分自身の個々の歯をそろえて，きれいな歯ならびにする治療ですが，実は物を咬むための咀嚼や発音などの口腔機能の改善のために行う治療なのです．歯ならびを整え口腔機能の改善を行い，それを長期間維持することで，患者さんの健康寿命の延長をはかることができます．また，治療に当たり口腔周囲の審美性の改善を十分考慮するので，治療後には口腔機能の改善ばかりでなく，歯列や口もとの審美性も同時に獲得することができます．さらに症状が重篤な場合は，顎の手術を併用した矯正歯科治療を行うことで，どのような症例にも対応できるようになってきました．

　しかし，正しい咬み合わせを作るためには，十分な診断，治療計画そして優れた治療技術が必要です．誤った診断のもとでの治療や，間違った治療法では治療期間が長期化するだけで，決して良好な治療結果を得ることはできません．日本大学歯学部付属歯科病院にも他施設で長期間治療を続けても治癒しない患者が，セカンドオピニオンや再治療を希望して来院しますが，その多くは誤った診断や治療法で治療されており，新たな診断のもと，再治療をせざるを得ないケースです．矯正歯科治療を検討されている方々には，そのような誤った道に進まないよう，正しい情報のもとで，最善の治療を受けていただく必要があります．

　子どもの矯正歯科治療をすぐに開始すべきか？　なぜ歯を抜くのか？　抜く治療と抜かない治療の違いは何か？　1年で治療が終わると言われたが？　治療費に差があるが？　等々，矯正歯科治療に対する疑問や不安を抱いている人も多いと思います．さらに，インターネットや雑誌などに矯正歯科治療に関する情報が溢れていますが，誇大な内容や間違った情報も多く含まれています．

　数年に及ぶ治療，その間の歯ブラシなど口の中の管理，咬むときの痛み，高い治療費などを考慮すると，矯正歯科治療を受けることは人生の中でも大きなイベントの一つと思います．治療を受けるに当たっては，治療内容についての先生と患者さんの十分なコミュニケーションによる相互理解のもと，患者さんには安心安全な治療を受けていただきたいと思います．

　本書は患者さんが抱いている疑問をわかりやすく解説し，矯正歯科治療を正しく理解していただくとともに，患者さんが安心して矯正歯科治療を受けられ，その結果に満足いただける一助となっていただければ幸と思っております．

清水 典佳

Q&A もくじ

歯ならびが悪い原因は，
　ほとんどが「遺伝のせい」なのですか？／6
歯ならびが悪いままだと，どんな困ったことが起きますか？／8
舌のくせは，歯ならびに影響しますか？／10
矯正歯科治療は，何歳くらいから始めるのがよいのでしょうか？／12
成人してからでも，矯正歯科治療はできますか？／14
どんなに悪い歯ならびでも，治りますか？／16
歯を抜いて治療することもあるのですか？／18
治療期間はどのくらいかかりますか？
　装置を着けた後，どのくらいの間隔で通院するのでしょうか？／20
目立たない治療法を選びたいのですが，
　どんな歯ならびでも大丈夫ですか？／22
矯正歯科装置をつけたら，
　激しい運動や楽器演奏は控えたほうがよいですか？／24
矯正歯科装置をつけると，
　むし歯や歯肉炎になりやすいというのは本当ですか？／26
矯正歯科装置をつけると，
　しばらく歯が痛くなるというのは本当ですか？／28
装置が壊れたり外れたりしないために，
　どんなことに気をつければいいですか？／30
矯正歯科治療は健康保険がきかないのですか？／32
矯正歯科治療後にも何か装置を入れておかないと
　いけないのですか？／34

付　録
① 装置がこわれたら電話で連絡しましょう／44
② 装置がついたら食事に気をつけましょう／45

NOTE

不正咬合を起こす後天的原因／7

不正咬合について／9

舌癖を改善する治療について／11

矯正歯科治療の開始時期について／13

成人矯正歯科治療について／15

矯正歯科治療の種類／17

抜歯治療と非抜歯治療／19

矯正歯科治療における診断と治療の流れ／21

目立たない矯正歯科治療について／23

口腔の安全や矯正歯科装置を守る方法／25

治療中の口腔衛生管理について／27

矯正歯科治療中の不快事項と対処／29

矯正歯科装置のトラブルと対処／31

健康保険と矯正歯科治療／33

"あともどり"について／35

COLUMN

- ハプスブルグ家の"うけ口"と，最近の遺伝学／7
- Ⅰ期治療（早期治療）／13
- 非抜歯治療で気をつけたいこと／19
- 歯ブラシ，歯みがき剤，洗口剤の矯正歯科装置への影響は？／27

参考解説

受診・治療にあたってのミニアドバイス／36

成人矯正歯科治療における留意点／37

最近注目のアンカースクリューを用いた治療法について／38

矯正歯科治療中のう蝕・歯肉炎予防の基本／40

  歯ブラシを上手に使おう／40

  歯間ブラシを上手に使おう／41

  ワンタフトブラシ（小さい歯ブラシ）を使おう／42

  ブラッシングの補助に／42

フッ素を使ったむし歯予防法の例／43

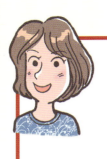

歯ならびが悪い原因は，ほとんどが「遺伝のせい」なのですか？

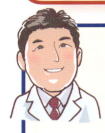

遺伝的な要因はありますが，遺伝と環境の両方が関係します．

　不正咬合は遺伝子による遺伝的要因と，胎生期の環境，出生後の物理的・化学的環境，社会的環境等の環境的要因により発生すると考えられています．多くの因子が複雑に関連する多因子疾患であるため，明瞭な原因を特定できないことも多いのです．原因遺伝子が特定されている疾患による不正咬合は遺伝といえますが，ごくわずかです．

　したがって，不正咬合やその程度が，親から子どもにどの程度遺伝的するかは，明確ではありません．

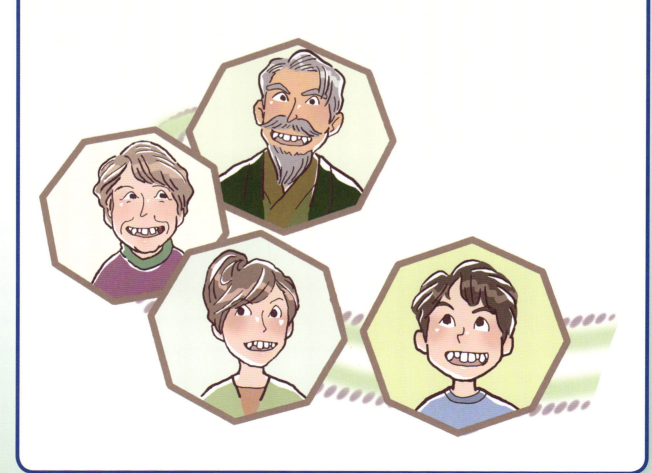

NOTE

不正咬合を起こす後天的原因

　歯ならびや咬み合わせの問題を後天的に起こす原因として，乳歯や永久歯をむし歯やケガで失うことがあります．乳歯が永久歯へ生え変わる時期より早く失われると，その後から生えてくる永久歯のスペースが失われ，将来歯ならびや，顎の成長にも悪影響を与える可能性があります．

　そのため乳歯であっても，むし歯にならないように予防に努め，またむし歯があれば早期に適切な処置を行う必要があります．

　また，指しゃぶりなどの癖（くせ）も歯ならびや咬み合わせに大きな問題を起こす原因になります．特に4，5歳を過ぎても続く指しゃぶりや，舌を上下の前歯の間に突き出す癖は，いわゆる「出っ歯」や前歯が咬み合わない「開咬（かいこう）」の原因になります．子どもに咬み合わせに関係すると思われる癖がある場合は，歯科医に相談し，癖を治す方法や時期に関してアドバイスを受けるとよいでしょう．

COLUMN
ハプスブルグ家の"うけ口"と，最近の遺伝学

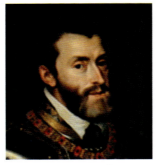
カルロス1世

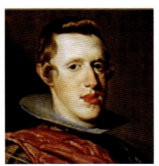
フェリペ4世

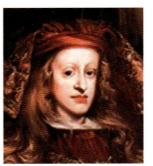
カルロス2世

　スペイン・ハプスブルグ家の"うけ口（下顎前突（かがくぜんとつ））"は，骨格性のもので家系的な遺伝として有名ですが，その本質は，勢力維持のための近親婚が原因とされています．

　家系の遺伝がより強くなる近親婚は，カルロス2世のような，虚弱体質で知的障害のある王位継承者を誕生させるという弊害を招き，スペイン王位をブルボン家に渡すこととなりましたが，そのブルボン家も近親婚を古くから重ねていましたので，夭折する子どもが続出することなどがありました．近親婚をくり返さなければ，スペイン・ハプスブルグ家の子孫にも，多くの下顎前突が発現することはなかったと思われます．

　ハプスブルグ家の例は特殊なものですので，現代では多くみられるものではありません．近年の遺伝学では，環境や刺激によって遺伝子の発現が左右されることや，その働きをコントロールする遺伝子が存在することなどがわかっています．そのため"遺伝子＋環境"が遺伝の発現の大小にかかわると見られています．

歯ならびが悪い原因は，ほとんどが「遺伝のせい」なのですか？

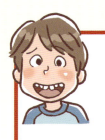
歯ならびが悪いままだと，どんな困ったことが起きますか？

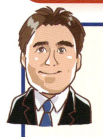
むし歯や歯周病になりやすかったり，十分な咀嚼ができなかったり，といった問題があります．

　歯ならびにでこぼこが多いところは，歯ブラシが届きにくくデンタルプラーク（歯垢）がつきやすいため，むし歯や歯周病になりやすくなります．前歯が前方に出ている場合は，転倒やスポーツで強打すると，くちびるを傷つけたり，歯が折れたりします．また，まだ生えていない永久歯が間違った方向に生えてくることで，近くの歯の根を溶かして，その歯が使えなくなることもあります．

　咬み合わせが悪いと，食べものを咬む能力が減少し，また，口まわりの筋肉の異常が起こり，ものを飲み込むときに舌が前歯の隙間から出た，異常な嚥下を起こすことがあります．

　成長期に咬み合わせの異常があると，下あごが横にずれて咬むことで，顔が左右非対称になったりします．反対の咬み合わせでは，下あごが前に誘導されることで過成長を起こしたりします．また，出っ歯や，反対咬合，または開咬では発音が不明瞭になることがあります．

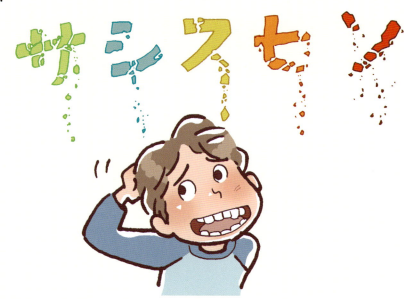

不正咬合について

不正咬合により起こる問題をまとめると次のようになります．
① う蝕（むし歯）発生の誘因　② 歯周疾患の誘因　③ 外傷および歯根吸収の誘因
④ 咀嚼機能障害　　　　　　　⑤ 筋機能障害　　　⑥ 骨の発達障害
⑦ 発音障害　　　　　　　　　⑧ 心理障害

近年，患者の審美性に対する問題意識から，心理障害（身体醜形障害）にいたる場合や，いわゆる"いじめ"の原因になる場合があります．

歯列不正と不正咬合

■キレイな歯ならびは，正しい咬み合わせから

「歯列不正」とは歯ならび（歯列）が悪い状態を示し，「不正咬合」とは歯列と咬み合わせ（咬合）の両方に問題がある状態をいいます．患者さんの中には"歯列と咬み合わせは別物"と考えている方も多く，ときには，初診時に「咬み合わせではなく，歯ならびだけを治したい」といわれることもあります．しかし，実際には歯列と咬み合わせは深く関係しており，矯正歯科では通常，歯列と咬み合わせを切り離して考えて治療することはありません．そのため「歯ならびだけを治したい」という患者さんに対しても"上下の歯がしっかり咬み合っているか？"をチェックすることは，治療のうえでとても大切なポイントになります．

そもそも矯正歯科治療とは，見た目だけを治すための治療（審美治療）ではありません．①食物を効率よく咀嚼して十分に栄養摂取すること，②食べかす（食渣）が残りにくく，歯みがき（ブラッシング）がしやすい環境になるよう，歯列や歯の形態を調整すること，そして，その結果として③歯と口の中（口腔内）の健康を維持して歯を長持ちさせること，が矯正歯科治療の本来の目的です．

各種の不正咬合の状態

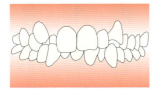
①叢生（乱杭歯，八重歯）

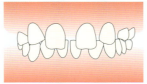
②空隙歯列（すきっ歯）

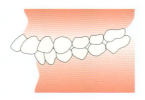
③上顎前突（出っ歯）

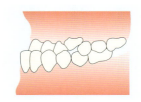
④下顎前突（うけ口）

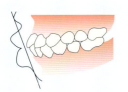
⑤上下顎前突（口もとの突出）

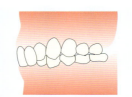
⑥過蓋咬合（深い咬み合わせ）

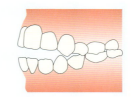
⑦開咬（上下の歯が咬み合わない）

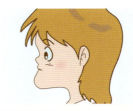
⑧顎変形症（骨格性下顎前突）

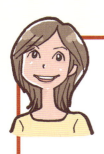

舌のくせは，歯ならびに影響しますか？

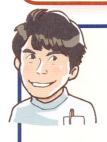

影響するといえます．

　舌の位置や動きの癖（くせ）は，歯ならびや咬み合わせに影響します．

　特に，赤ちゃんがお母さんのおっぱいを吸うときのような，舌を前に突き出しながらものを飲み込もうとするくせ（乳児型嚥下（にゅうじがたえんげ））が幼児期以降も残ると，上下の前歯が咬み合わなくなることがあります（開咬（かいこう））．

　したがって，前歯が永久歯に生え変わる（交換）時期から，奥歯の永久歯への交換がはじまる小学校低学年になっても，乳児型嚥下が残っていたり，開咬が認められたりした場合には，舌の位置や動きをコントロールする矯正歯科装置を使用したり，舌のトレーニング（筋機能療法：MFT）を行ったりして，対処する必要があります．

Let's training!

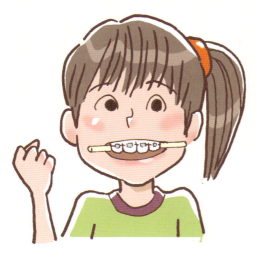
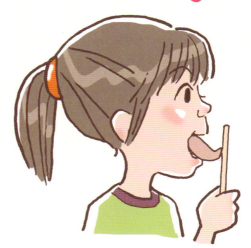

舌癖を改善する治療について

舌の位置と舌癖

　舌は安静時(食事や会話以外のリラックスしているとき)は,舌の前方は上下の歯に接触せず,舌全体が口蓋(上顎の上方)に軽く接触している状態が正しい位置です.

　嚥下(飲み込み)時は,舌の先端は前に動き,全体は口蓋を押す動きをします.舌突出癖の人は舌全体が前へ出る動きをします.

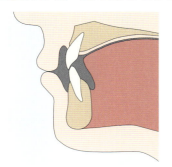
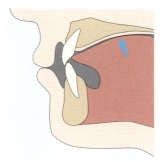
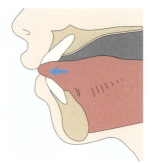

安静時　　　　　正常な嚥下時　　　　嚥下時の舌突出

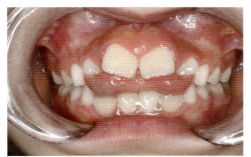
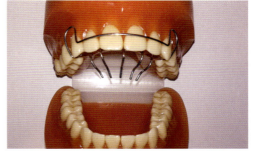

舌突出癖　　　　　　　　舌癖防止装置

習癖による障害の改善を行う治療：MFT

　不正咬合は顎の骨や歯ばかりでなく,咬み合わせに関係する筋肉や神経の不調和も,その原因となります.したがって,矯正歯科治療では歯を動かしたり,上下の顎のバランスを整えるばかりでなく,筋肉の機能(働き)の改善を行うことも必要となります.

　MFT (Myofunctional therapy：筋機能療法)とは,飲み込む(嚥下)ための舌の位置や動き,また,口唇や顔の表情をつくる筋肉の強さや働きの問題点を患者さんが自覚し,適切な働きをトレーニングするものです.MFT は矯正歯科治療後の歯列・咬み合わせの安定にも有効であり,近年は,豊かな顔の表情をつくるためにも利用されています.

　しかしながら MFT は,不正咬合の原因の的確な診断のもとに,基本的には矯正歯科治療とともに行われるものです.MFT は良好な矯正歯科治療の結果を得て,それが長期間安定するための環境を整えるものであり,MFT のみで不正咬合の改善を目指すものではありません.さらに,MFT のトレーニングは根気が必要であるため,MFT の内容や期間,改善の可能性や程度,また子どもや保護者への負担など,主治医やトレーニングを行う歯科衛生士に確認するとよいでしょう.

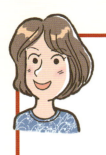

矯正歯科治療は，何歳くらいから始めるのがよいのでしょうか？

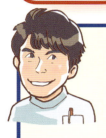

歯の生えかわりが終わったあとが適しています．

　成長と歯の萌出(ほうしゅつ)時期を考えると，永久歯列への歯の交換終了後が適しています．

　成人期では顎の成長が完了しているので，顎のずれを矯正歯科治療で治すことができませんが，歯ならびを治療することは可能です．

　矯正歯科治療を行うにあたっては，
- 不正咬合の状態・程度
- 治療に対する，患者さんの理解とモチベーション
- 治療に対する，ご家族の理解と支援
- 社会生活・学校生活（部活動なども含む）への影響

などを，総合的に考えて開始することが大切です．

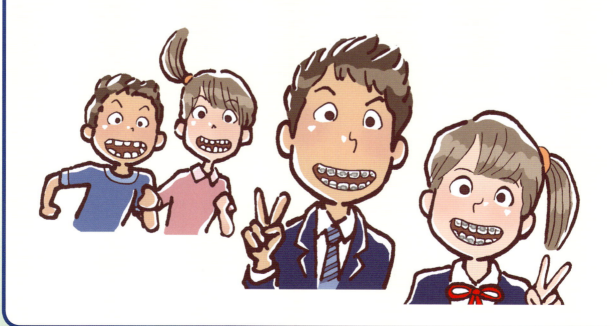

矯正歯科治療の開始時期について

矯正歯科治療の開始時期は，次の4つに分けて考えることができますが，一般的に適しているのは3の時期です．

1．乳歯列期（1.5歳～5歳）

乳歯列期では，不正咬合の症状・程度・その後の成長発育による変化がまだ明確ではありません．また，この時期の治療が将来どの程度有効か不明な点も多く，ときには，自然治癒が認められるケースもあります．さらに，乳幼児の患者さんに治療への理解や協力を求めることも難しいため，乳歯列期に治療を開始することは，あまり一般的ではありません．

2．混合歯列期（6歳～10歳）

混合歯列期になると不正咬合の症状・程度が明確になり，将来，永久歯への交換が終了したときにどのような問題が出てくるか，ほぼ予測できるようになります．その予測の結果，永久歯への交換が終了する前や思春期成長（身長や顎が最も急速に成長する時期）がはじまる前に，早期に治療を開始する必要があると診断される場合もあります（Ⅰ期治療）．

3．永久歯交換終了期（女子11～14歳，男子12～15歳）

永久歯への交換は，思春期成長がはじまる頃に終了します．不正咬合の治療のほとんどがこの時期に開始されることからも，永久歯交換終了期が最も一般的な治療開始時期といえるでしょう．

なお，骨格性下顎前突（下顎の骨が大きい"うけ口"）などの症例では，あえてこの時期に治療を開始せず，成長期終了後に治療を開始することもあります．

4．青年期，成人期（女子15歳～，男子17歳～）

身体の成長がほぼ終了した後の青年期・成人期であっても，矯正歯科治療を行うことはできます．しかし，骨格の成長を利用した治療ができなかったり，歯周病があることなどの理由で理想的な治療ができない場合があります．

COLUMN

Ⅰ期治療（早期治療）

乳歯と永久歯が混在する7歳から11歳くらいの成長期に，歯列，咬み合わせ，また顎の骨の不調和を改善し，その後，永久歯への生え変わり終了後に行う本格的な矯正歯科治療の前準備として行う治療を「Ⅰ期治療」といいます．

この時期に行われる矯正歯科治療は「咬合誘導」「予防矯正」などともいわれますが，基本的には，永久歯への交換終了後の上下すべての歯列を対象とした本格的矯正歯科治療（Ⅰ期治療に対してⅡ期治療といいます）を行うことを前提としたものです．

いずれにしてもⅠ期治療を受診する際には，Ⅰ期治療の必要性や目的，Ⅱ期治療の必要性の有無，予想されるⅡ期治療の期間や費用，さらに抜歯の可能性などの説明を受け，十分な理解をしたうえで治療を受けることをおすすめします．

矯正歯科治療は，何歳くらいから始めるのがよいのでしょうか？

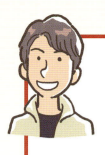
成人してからでも，矯正歯科治療はできますか？

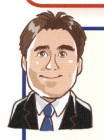
大人になっても矯正歯科治療は可能です．

　矯正歯科治療は，健全な歯（あるいは適切に治療が行われた歯）と，健全な歯肉や歯槽骨（歯周組織）があれば，どの年齢であっても治療が可能です．

　ただし，大人の矯正歯科治療では，すでにむし歯などで歯を失い，人工の歯でそれを補う治療（補綴治療）が行われている場合や，さらに歯周病によって歯槽骨にダメージがある場合は，治療の難易度が高くなり，矯正歯科治療と補綴治療などを組み合わせた治療が必要になることがあります．

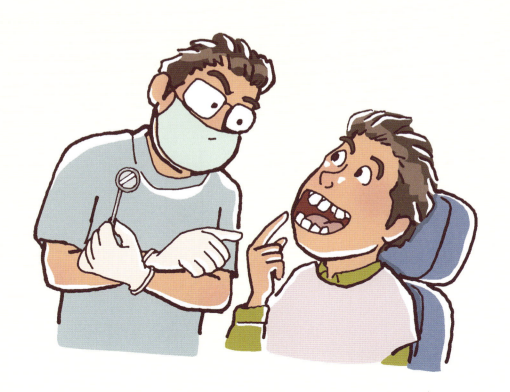

成人矯正歯科治療について

成人矯正歯科治療患者の比率が増大

　日本大学歯学部付属歯科病院における調査では，矯正歯科治療患者のなかの成人矯正歯科治療患者（18歳以上）の割合がかなり増えています．

　平成元年から12年までの矯正歯科治療患者の動向調査と，平成21年から25年の動向調査を比べると，成人矯正歯科治療患者の割合が50.0％から58.5％に増大していました．

　近年は，セルフイメージや，生活の質の向上への意識の高まりから，大人の矯正歯科治療が増加しています．またセラミック製や歯の裏側につける矯正装置などの発達により，治療中の社会生活への影響が軽減されたこともその要因の一つになっています．

成人矯正歯科治療について知っておきたいこと

■手間のかかる治療になることがあります

　成人の矯正歯科治療では，すでにむし歯や歯周病で失われている歯が多数ある場合や，歯周病の進行や歯肉が大きく退縮している（下がっている）場合は，一般的な不正咬合の治療で行われる抜歯の数や位置などとは異なる治療方針になります．

　また，補綴治療（失われた歯を人工の歯や修復材料などで補う治療）と組み合わせた治療が必要になることがあります．特に歯周病が認められる場合では，矯正歯科治療開始前の歯周病の治療や，矯正歯科治療期間中を通しての，かかりつけ歯科医による定期的な歯周病管理が必要になります．

　また成人では，成長期の子どもと異なり顎の成長発育のコントロールができないため，矯正歯科治療と顎の外科手術を組み合わせる「外科的矯正歯科治療」が必要になることがあります（p.17参照）．

　これらを適切に行うことにより，どの年齢の成人であっても矯正歯科治療を行うことは可能です．

■社会生活面からの配慮が必要になる場合があります

　予想される治療期間中に長期出張で通院ができない，あるいは遠方への転勤の可能性がある場合は，治療開始前にあらかじめ主治医にそのことを伝えておくとよいでしょう．

　また矯正歯科装置をつけた直後は会話時に違和感を生じる場合もありますので，仕事で大切なプレゼンテーションをする直前などには，矯正歯科装置をつけることを避けるとよいでしょう．

　矯正歯科治療は一般的に2～3年間かかるため，ライフステージにおける結婚などの大切なイベントの時期も考慮して受診することが大切です．きれいな歯ならびで結婚式を迎えたいのであれば，治療期間から逆算し十分余裕のある時期に治療を開始する必要があります．とはいえ人生には突然のイベントもあるため，歯ならびや咬み合わせに悩んでいて，それを治したいと思っているのであれば，矯正歯科治療を"いつの日か"に行うのではなく，早く開始し，早く終了することをおすすめします．

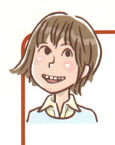

どんなに悪い歯ならびでも，治りますか？

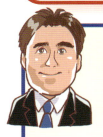

はい．ほとんどの悪い歯ならびに矯正歯科治療は対応でき，治療可能と考えます．

　歯ならびだけの問題であれば一般的な矯正歯科治療で治し，顎のずれを伴うような重度な場合は，手術を併用した外科的矯正歯科治療（次ページ）を行うことで，良好な治療結果を得ることができます．しかし，不正咬合のタイプや程度（軽度から重度まで），年齢，また，歯周病などほかの疾患の有無，患者さんの治療への協力度などが，治療結果の達成度に影響を与えます．

　経験豊富な矯正歯科医による適切な検査と診断により，矯正歯科医から改善が可能な点と十分な改善が望めない点に関して説明がなされますので，よく話し合って納得したうえで，治療を受けることをおすすめします．

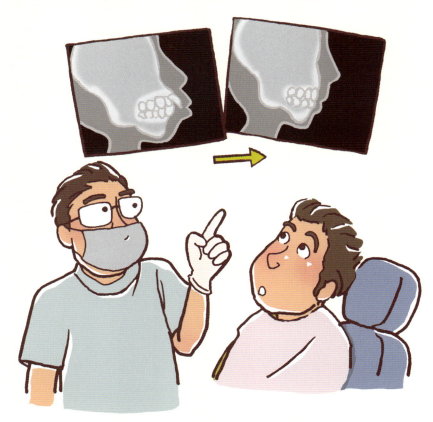

矯正歯科治療の種類

　矯正歯科治療には各種の治療法があります．基本的には歯列や顎の骨に少しずつ力を加えていきます．力を加える方法や装置の種類などによりいろいろありますが，ここでは代表的な装置と，治療の方法を紹介します．

- マルチブラケット装置：最も一般的な装置で，全ての歯の表面に装置をつけてワイヤーを介して力を加えるもの
- リンガルブラケット装置：マルチブラケットの一種で装置を歯の内側（舌側）につけて目立たないようにしたもの
- マウスピース型装置：歯列に力を伝えるプラスチックのマウスピースを使用して歯を動かすもの
- その他の装置

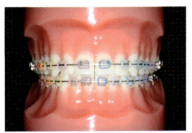
マルチブラケット装置

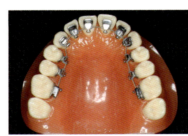
リンガルブラケット装置

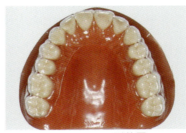
マウスピース型装置

顎変形症の外科的矯正歯科治療

　上あご（上顎）・下あご（下顎）の不調和や変形が大きく，それにより咬み合わせに影響がある状態を「顎変形症」といい，一般的に，治療はあごの骨（顎骨）を外科的に治す，外科的矯正歯科治療が必要になります．

　外科的矯正歯科治療は，手術前の矯正歯科治療（術前矯正歯科治療）を行った後に，病院の口腔外科や形成外科において全身麻酔下の外科手術にて顎骨を切り，その後，1〜2週間入院し，退院後の咬み合わせの調整と安定化を図る術後矯正歯科治療を行います．したがって，顎変形症の治療は，顎の外科手術だけで治すものではなく，矯正歯科治療と外科手術の両方を組み合わせる治療が必要になります（p.32 参照）．

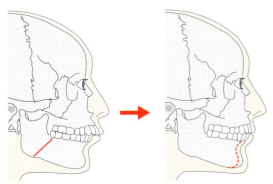
上顎前突症・下顎後退症の外科手術の例

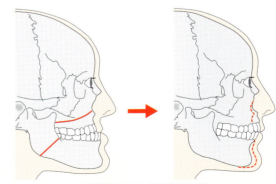
下顎前突症の外科手術の例

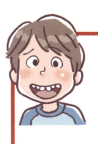

歯を抜いて治療することもあるのですか？

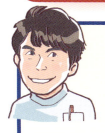

矯正歯科治療では，歯を抜いて治療することがあります．

　矯正歯科治療では永久歯を抜いて治療することがあります．特に日本人は，歯とあごの大きさが不調和であることが多く，歯ならびがでこぼこしている"乱杭歯（叢生）"が多く見られるため，治療の際に抜歯が必要になることが多くあります．

　抜歯の必要性，抜く本数，抜く歯の種類などは，経験のある矯正歯科医が，適切な診査・診断にもとづいて慎重に決定します．

　また，歯を抜かないで行う治療（非抜歯治療）は，歯を抜いて行う治療と同様，あるいはそれ以上に慎重な判断が必要とされます．むりな非抜歯治療は，歯や歯周組織にダメージを与えるばかりでなく，咬み合わせや口元のバランスが，かえって治療前よりも悪化することがあるからです．

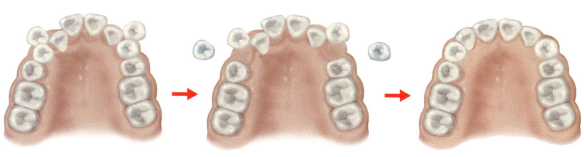

治療前　　　　　　　抜　歯　　　　　　　治療後

NOTE

抜歯治療と非抜歯治療

矯正歯科治療において良好な歯列と咬み合わせや，治療後の安定性を得るために，抜歯が必要となることがあります．歯を抜く基準は決まっていますので，診査資料を分析し，抜歯基準に従って抜歯・非抜歯を判定します．日本大学歯学部附属歯科病院での矯正歯科治療患者さんの抜歯率は，ここ数年間では80％前後です．

非抜歯治療について

抜歯治療と非抜歯治療のどちらが適応であるかは，頭部X線規格写真（頭のレントゲン写真）と歯型を含む精密検査と，経験のある矯正歯科医の慎重な診断によって判断されます．

もちろん，一度抜いてしまった歯はもとに戻すことができないため，安易に抜歯を行うべきではありません．かといって，無理に非抜歯治療を行っても良好な治療結果を得られないばかりか，歯根や歯槽骨にも大きなダメージを与えることになってしまいます．

歯を抜く治療が必要な患者さんに無理に歯を抜かない治療で対応すると，歯や歯周組織への影響ばかりでなく，前歯が前方に突出した咬み合わせになり，口元の前突（ぜんとつ）やくちびるの閉鎖不全を起こします．さらに，治療後の安定性が悪く，"あともどり"しやすいことも報告されています．

歯を抜くことによる不利益はありません．むしろ，顎骨に見合った一回り小さい歯列で咬み合わせをつくるほうが良好な治療結果が得られ，長期安定しやすい咬み合わせを獲得できます．歯を抜く・抜かないに関しても，治療前に矯正歯科医から十分な説明を受けることが大切です．

COLUMN

非抜歯治療で気をつけたいこと

矯正歯科治療に際して，抜歯が必要か否かは，患者さんご本人にとっても，また保護者にとっても最も関心が高く，またできれば抜歯は避けたいと思っている人が多いでしょう．近年，新しい治療法や装置を用いることにより，本来は抜歯が必要と診断されたとしても，抜歯をしないで治療が可能だとする記載がインターネット上などに多々見られます．矯正歯科の専門教育研修を受けた経験豊富な矯正歯科医は，無謀な非抜歯に対して懸念を持っており，また実際に，無理な非抜歯治療により，歯ならびや咬み合わせが治らないばかりか，むしろ悪くなってしまっている患者さんもいます．

そこで非抜歯の治療方針が示された際には，以下の点を確認するとよいでしょう．

①上下すべての歯（28本）がキチンと並ぶのか？
②咬み合わせも治り，安定するのか？
③前歯は治療前よりも前に出てしまう可能性はないのか？
④治療終了後の歯ならびや咬み合わせが長期間安定するのか？
⑤歯肉や歯槽骨，また歯根への悪影響はないのか？
⑥治療途中で抜歯への治療方針の変更はあるのか？

いずれにしても，歯ならびや咬み合わせがかなり悪い場合，また他の矯正歯科医から抜歯が必要と診断されたにもかかわらず，非抜歯の治療が提案された場合には，慎重に判断することが大切です．

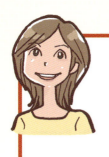

治療期間はどのくらいかかりますか？装置をつけた後，どのくらいの間隔で通院するのでしょうか？

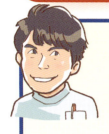

一般的に2～3年の治療期間が必要になります．

　永久歯が生えそろってから（永久歯交換後，約11歳以降）はじめる本格的な矯正歯科治療にかかる期間は，一般的には2～3年間で，月に1回ほどの通院間隔になります．また，混合歯列期（7～9歳）にはじめるⅠ期治療（早期治療）の治療期間は，1年～2年です．ただし，Ⅰ期治療を受けた多くの患者さんは，永久歯交換後，約1年6カ月～2年ほどかけてⅡ期治療（仕上げの治療）が必要になります．

　治療期間は不正咬合のタイプや程度，また治療開始時期によってもさまざまに異なります．治療を早期にはじめることで，全体の治療期間が短縮される場合もありますが，不必要に早期治療に取り組んでも，かえって全体の治療期間を長期化させてしまうこともあります．したがって，あらかじめ主治医にトータルでかかる治療期間の予想を確認しておくとよいでしょう．

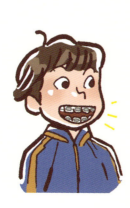
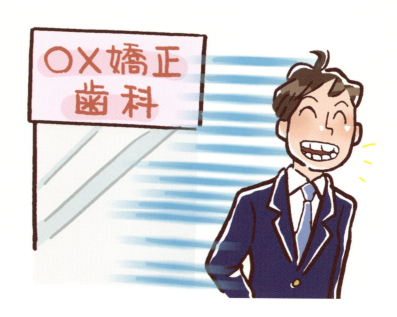

矯正歯科治療における診断と治療の流れ

矯正歯科治療における診断と治療の流れの一例を図に示します．

大切なのは，治療へのモチベーション

　一般的に矯正歯科治療は2～3年，あるいはそれ以上の長期間にわたって治療が続くこともあり，その間，患者さんには毎月通院していただくことになります．また，多くの場合で矯正歯科装置をつけるので，①食事がしにくい，②食渣(しょくさ)が矯正歯科装置につきやすい，③清掃しにくい口腔環境であるからこそ，ブラッシングをまめに，ていねいにしなければならない（ブラッシングで除去しきれずに残った食渣は，むし歯の原因になります）など，多少のわずらわしさがつきものです．そのため，患者さんにはそれなりの覚悟が必要になるでしょう．

　そこで，日常生活において多少のわずらわしさを感じたとしても「キレイな歯ならびになるためなら，頑張れる！」「どうしても，咬み合わせを治したい！」という強い気持ち（モチベーション）が大切になってきます．

　特に，患者さんが子どもの場合，保護者にむりやりクリニックに連れてこられ，本人にモチベーションが芽生えないうちから治療をはじめるようなことになると，嫌悪感や恐怖心を与えてしまうでしょう．ときには，クリニックを怖がって通院がとどこおったり，不十分なブラッシングがもとでむし歯を招いてしまったりなど，かえって口の健康を悪化させてしまうことさえあります．

■治療の前には，患者さんともう一度話し合いを！

　したがって，矯正歯科治療を開始するにあたり，患者さんに①治療への理解があるか，②治療内容・治療計画に納得しているか，③治療へのモチベーションがあるか（また，それを継続できるか），をあらかじめ確認しておくことが大切です．

　低年齢の子どもは，治療開始直後ではモチベーションが低くても，年齢とともに治療への理解度・協力度が高まって，モチベーションが上がることがしばしばあります．したがって，子どもが治療に対して否定的・非協力的な場合には，治療をむりに受けさせたりせずに，しばらく様子を見守って本人のモチベーションが変化するのを待ってみてもよいかもしれません．

治療の流れ：

初診
↓
問診・視診
↓
検査（X線（セファロ写真）・歯型模型・口腔内や顔面写真，機能検査）
↓
診断
↓
治療計画 治療説明
↓
治療契約
↓
治療開始
↓
保定
↓
保定終了

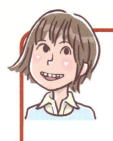

目立たない治療法を選びたいのですが，どんな歯ならびでも大丈夫ですか？

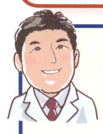

現在，目立たない矯正歯科治療としては，以下の方法が考えられます

1. セラミックやプラスティック製のマルチブラケット装置による治療
2. リンガルブラケット装置（歯の裏側にマルチブラケット装置をつけるもの）
3. マウスピース型矯正歯科装置

　矯正歯科装置は不正咬合の状態によって，その患者さんに適切なタイプの装置と，そうでないものがあります．それは，適切な診査と診断にもとづいて判断されます．
　"目立たないこと"を優先するばかりに，その患者さんに適切でないタイプの装置で治療を行うと，治療期間の長期化や治療中の不快事項の増加ばかりでなく，不十分な治療結果に終わることもあるので注意しましょう．

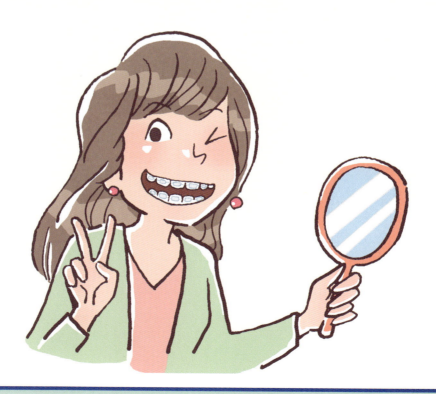

NOTE

目立たない矯正歯科治療について

目立たない矯正歯科治療の種類と特徴

1. セラミックやプラスチック製のマルチブラケット装置による治療（図1）

　セラミックやプラスチック製の装置は，通常，一般的な矯正歯科治療で用いられる金属製のマルチブラケット装置と素材が異なるだけで，世界中で最も多く行われている標準的な治療法です．また，治療法も確立されているため，どのようなタイプの不正咬合に対しても，最も安定した良好な治療結果が得られます．

2. リンガルブラケット装置（図2）

　リンガルブラケット装置による治療法は近年，治療技術が発達したことで，以前に比べて幅広いタイプの不正咬合に対して，良好な治療結果が得られるようになってきました．しかし，歯の裏側に装置をつけるため発音や食事に支障が出やすく，常に装置が舌に接触していることで違和感を覚える場合もあります．また，診療手技が複雑であるため，マルチブラケットを使用した治療法に比べて①治療費が高額になる，②治療期間が長くかかる，③治療の仕上げが難しい，といった傾向があります．リンガルブラケット装置による治療を希望される場合，あらかじめ主治医に本治療法のメリット・デメリット，通常のマルチブラケットを使用した治療法との違いを確認することが大切です．

3. マウスピース型矯正歯科装置（図3）

　マウスピース型矯正歯科装置による治療は新しい治療技術であり，この治療法が適応となる不正咬合のタイプや得られる治療結果に関しては，まだ十分な医学的評価が定まっていません．しかし，一般的には歯を抜かない軽度の不正咬合に適していると考えられます（日本矯正歯科学会「アライナー型矯正装置による治療指針」参照）．

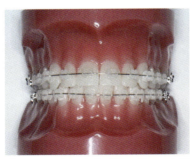

図1　セラミックやプラスチック製のマルチブラケット装置

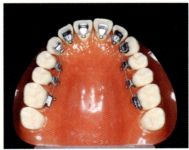

図2　リンガルブラケット装置

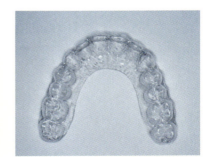

図3　マウスピース型矯正歯科装置

目立たない治療法を選びたいのですが，どんな歯ならびでも大丈夫ですか？

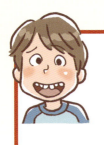

矯正歯科装置をつけたら，激しい運動や楽器演奏は控えたほうがよいですか？

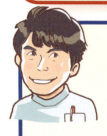

矯正歯科治療中に，運動や楽器演奏を控える必要はありません．

　ラグビーやフットボールのような，顔に人の身体やボールが当たるようなスポーツ（コンタクトスポーツ）の場合，ケガの予防のために，マウスガード（マウスピース）の装着が推奨されています．矯正歯科治療中もマウスガードの使用は可能ですが，矯正歯科装置との関係や，歯の移動を妨げることがないような配慮が必要です．

　また，楽器の演奏に関しても，矯正歯科装置が壊れるといった問題はないと考えられますが，矯正歯科装置をつけた直後では，管楽器や吹奏楽器の演奏に違和感があることもあり，装置をつけた状態での演奏に慣れるまで，時間がかかることがあります．

　そのため，部活動や習いごとで管楽器や吹奏楽器を演奏している患者さんに対しては，矯正歯科装置をつける時期に配慮するとよいでしょう（コンクールや演奏会の直前は避けるなど）．

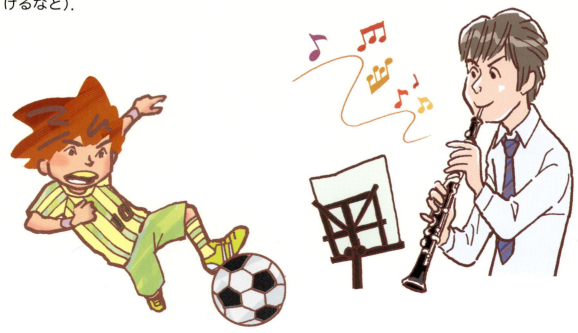

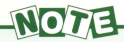

口腔の安全や矯正歯科装置を守る方法

衝撃から歯と矯正歯科装置を守る，マウスガード

　スポーツの試合中や練習中，選手同士や運動用具が顔や歯に強く当たり，歯が折れてしまうことがありますが，最近ではスポーツ歯学の発展とともに，特にその可能性が高いスポーツにおいては，衝突や事故から歯を守るために，マウスガード（マウスピース）を使用することが推奨されています（図）．

　特に，上顎前歯が出ている，いわゆる"出っ歯（上顎前突）"の方は，運動や転倒をきっかけに前歯を折ってしまうことが多いとされています．

　マウスガードの製作・使用に関しては，矯正歯科医に相談することをおすすめします．

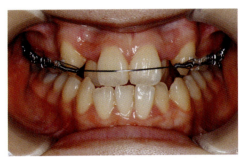
矯正歯科治療中の男児の口の中

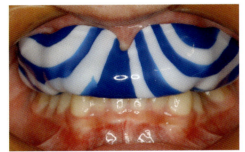
マウスガードの装着
（日本大学歯学部・月村直樹先生のご好意による）

■マウスガードの使用が推奨されているコンタクトスポーツ（衝突のあるスポーツ）

　スポーツによる歯の外傷やその程度が，矯正歯科治療中に特に高くなることはありません．したがって，矯正歯科治療中は避けなければならないスポーツというものはありません．

　一方，近年はさまざまなスポーツの練習や試合において，選手同士の衝突や運動器具，ボールなどとの衝突による外傷から歯を守るため，あるいは外傷の程度を軽減するために，マウスガードの使用が義務づけられたり，また認められるようになってきました．

　空手やボクシングのような打撃系のスポーツは，矯正歯科治療受診中か否かを問わずに，練習や試合でマウスガードを使用することが望ましいでしょう．また，柔道やレスリングなどの組技系のスポーツでは，主治医や指導者に，マウスガード使用の必要性に関して相談するとよいでしょう．球技系スポーツでは，ラグビーやアメリカンフットボールなどで，マウスガードの使用が義務づけられています．いずれにしても，マウスガードの使用が必要か否かは，主治医やスポーツの指導者に相談するとよいでしょう．

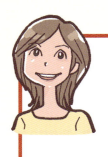

矯正歯科装置をつけると，むし歯や歯肉炎になりやすいというのは本当ですか？

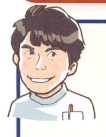

食べものがたまりやすくなるので，食後の歯みがきに気をつける必要があります．

　歯の表面やあごの内側に矯正歯科装置をつけると，食べものが溜まりやすくなるうえ，歯みがきがしにくくなります．そのため，プラーク（歯垢(しこう)）が沈着しやすく，むし歯，歯肉炎，歯周病などになりやすい傾向があります．

　しかし，歯科医師や歯科衛生士によるブラッシング指導・口腔衛生指導を受けて，適切に歯みがきや口のケアを行えば，むし歯や歯肉炎は予防できるといえます．

　歯みがきに自信のない場合は，補助としてフッ素配合のデンタルリンスでうがいをするか，クリニックで歯にフッ素を塗布してもらうことをおすすめします．しかし，患者さん自身の毎日の歯みがきがいちばん大事です．

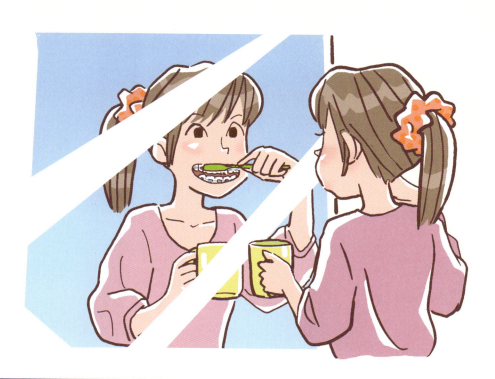

NOTE

治療中の口腔衛生管理について

リスク管理

　矯正歯科治療中は，食後，必ずブラッシングをすることが大切です．ただし，線維性の食物などが装置やワイヤーに絡まったり，むし歯や歯周病の原因となるプラークが，大変溜まりやすくなったりするため，クリニックで歯ブラシを上手に使う方法の指導（ブラッシング指導・口腔衛生指導）を受け，常に口腔内をきれいに保つことを心がけてください．また，特に子どもではブラッシングを完璧に行うことは難しいため，保護者による仕上げみがきや，フッ素剤によるむし歯予防を行うとよいでしょう．

　矯正歯科治療中にむし歯になると，一時的に装置を外してむし歯の治療を行いますが，これは矯正歯科治療の期間が長期化する要因になります．矯正歯科治療を効率よく良い結果で終わらせるためには，口腔内の衛生管理が非常に重要であることを，ぜひ理解していただきたいと思います．

プラーク付着の防止

　むし歯や歯周病の原因となる，プラークの付着を防止するためには，食後すぐにブラッシングをすることが重要になります．特に，外食や外出時の間食では，帰宅後にブラッシングをするまでにプラークが付着してしまいます．そこで，外出時には常に歯ブラシを持ち歩き，食事や間食後に，短時間でもよいので洗面所などでブラッシングを行うことが大切です．

治療中のブラッシングと補助用具

　そもそも，歯列が悪いところに，さらに矯正歯科装置がつくため，矯正歯科治療中のブラッシングは難しいものです．そこで，装置の構造をよく理解して，どこに汚れが溜まりやすいのか？ どこに歯ブラシが届きにくいのか？ をまず理解し，さらに，通常の歯ブラシに加え，補助清掃用具を上手に使えるようになることが大切です．

　また，子どもはブラッシングの大切さを十分に理解することが難しいため，保護者の理解と協力も，大変重要になります．

COLUMN
歯ブラシ，歯みがき剤，洗口剤の矯正歯科装置への影響は？

　矯正歯科治療中は，さまざまなタイプの歯ブラシを使うことにより，効率的に食渣（しょくさ）やプラークを清掃することができます．適切な歯ブラシのタイプは，患者さんの年齢や，つけている矯正歯科装置のタイプによって異なるので，歯科衛生士にアドバイスを求めるとよいでしょう．なお，歯みがき剤による装置への影響はありません．歯みがき剤は，むし歯予防効果があるフッ素剤が入っているものをおすすめします．また，洗口剤も矯正歯科装置への影響はありませんが，使用に際しては，アレルギーや歯の表面への着色の有無を確認するとよいでしょう．

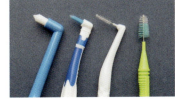

矯正装置を装着した人に向いた補助清掃用具

矯正歯科装置をつけると，むし歯や歯肉炎になりやすいというのは本当ですか？

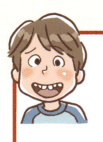

矯正歯科装置をつけると，しばらく歯が痛くなるというのは本当ですか？

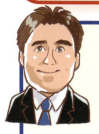

装着後しばらくは，違和感や軽い痛みが生じることがあります．

　歯を移動させるために，矯正歯科装置を装着したり調節したりすることで歯に力を加えると，数日間，歯が咬み合うと痛み（咬合痛）が出ることがありますが，安静時でもズキズキするようなものではありません．咬合痛の程度は個人差があり，強く感じる人もいる一方ほとんど感じない人もいます．また咬合痛は体調や心理的ストレスによっても影響されますので，2，3度の治療で，自分がどのくらい咬合痛を感じるかを自覚しておくことも大切です．

　しかし，矯正歯科治療に伴う咬合痛が日常生活や学校生活へ与える影響は軽微です．治療による咬合痛が，学校のテストやクラブの試合などへ影響することが心配な場合は，これらの行事の直前の治療を避けるか，矯正歯科医にその旨を伝え配慮してもらうなどで対応が可能です．

　また，歯の表面に矯正歯科装置を装着すると唇や頬の内側に当たって粘膜が荒れ，軽い痛みが出ることがあります．これは一過性のことで，数日で慣れてしまうので心配ありません．

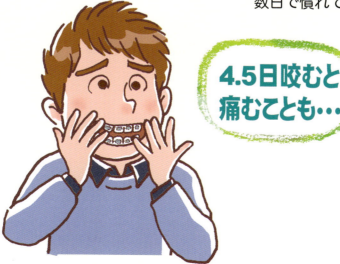

4,5日咬むと痛むことも…

NOTE
矯正歯科治療中の不快事項と対処

粘膜と歯の痛み

　歯の表面につけられたブラケットやワイヤーは，装置自体が凹凸になるため，治療が始まった当初は口の中の粘膜に口内炎ができる場合があります．

　また歯みがきが悪いと，むし歯だけでなく歯ぐきに腫れを生じ，出血や痛みを引き起こします．

　口内炎については，装置に慣れてくると少なくなります．

　また痛むときには，緩衝材の役目として装置に直接シリコンやワックスなどを貼りつけて防ぐこともできます．

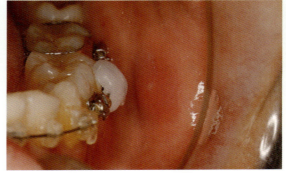

炎症を起こしている粘膜

顎関節が痛い

　矯正歯科治療中，まれに顎関節に痛みや不調を訴える患者さんがいますが，このような症状は基本的には一時的なものであり，通常は治療の進行や結果に影響を与えることはありません．以前は顎関節の痛みや不調は，歯列や咬み合わせと深い関連があるといわれていましたが，現在では，医学的にはその関連性は少ないとされており，多くの顎関節の症状は心理的・身体的ストレスによって引き起こされる，食いしばりや歯ぎしりが原因であると考えられています．

　いずれにしても，以前に顎関節に問題があった，また現時点で問題がある場合は，矯正歯科治療を開始する前に，主治医にその旨を伝えておくとよいでしょう．

痛みの持続とピークについて

　矯正歯科治療で起こる咬合痛は，矯正装置の装着あるいは調整した1日後をピークに数日で回復に向かいます．

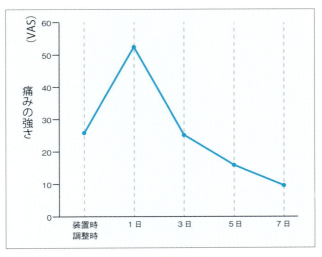

(Bergius M et al : Am J Orthod Dentofacial Orthop. 2008 ; 133(3) : 339. e1-8. より改変)

矯正歯科装置をつけると，しばらく歯が痛くなるというのは本当ですか？

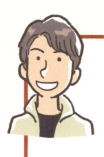

装置が壊れたり外れたりしないために，どんなことに気をつければいいですか？

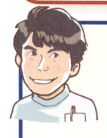

食べものが原因で装置が外れることがあるので，固いものや，粘着性の強いものに気をつけてください．

　矯正歯科装置は，治療が終了し装置を外す際に歯に余計な負担やダメージを与えないように，あまり強固でない接着剤で歯の表面に接着します．そのため，固い食べ物が装置に当たると装置が外れることがあります．

　矯正歯科治療中は，氷のかたまりやおせんべいなどの固い食物，また野菜や肉類でも固い部分があれば，小さくカットしたり，柔らかく調理するなどの工夫をするとよいでしょう．また，チューインガムやキャラメルなどの粘着性のある食べ物も，装置が外れたりワイヤーを変形させるなどのトラブルを起こす原因になるため注意が必要です．治療中にたびたび装置が外れたり壊れたりすることは，治療の進行に大きな障害となり，治療期間が延びる原因になります．

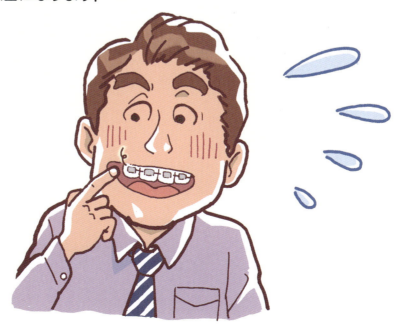

矯正歯科装置のトラブルと対処

治療中の矯正歯科装置のトラブル

　矯正歯科装置は口腔内につけるもので，その多くが歯の表面に接着されます．また，患者さん自身では取り外しができないため，治療期間中は1日中，装置が口腔内にあります．したがって，日常生活における食事や会話，また学校のクラブ活動などにおいて，矯正歯科装置による不快事項やトラブルが生じることがあります．

　矯正歯科装置が頻繁に外れたり変形したりすることは，治療期間の長期化の原因にもなります（図1～3）．

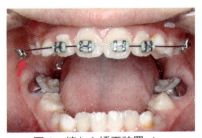

図1　壊れた矯正装置-1

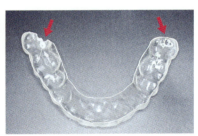

図2　壊れた矯正装置-2

装置に問題を起こしやすい食べもの

- ◆ 硬いもの
  - →脱離の原因になる
  - フランスパン，おせんべい，氷のかたまり　など
- ◆ 粘着性のもの，線維性のもの
  - →装置に絡まり歯みがきが大変
  - ガム，キャラメル，お餅　など
  - 野菜類：ねぎ，もやし，ほうれん草　など
- ◆ 咬み切りにくい物
  - →食事がしにくい
  - イカ，タコ　など

図3

電話で相談するときは…

　矯正歯科装置が壊れてしまったことを歯科医師に電話で相談する場合，装置のどこが，どんなふうに壊れてしまったのか具体的に説明するためにも，装置の名前を覚えておきましょう（図4）．

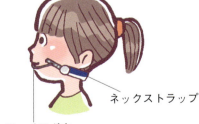

フェイスボウ　／　ネックストラップ

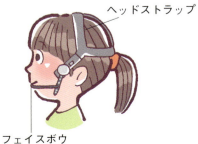

フェイスボウ　／　ヘッドストラップ

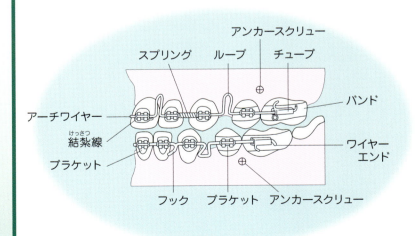

図4

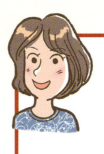

矯正歯科治療は健康保険がきかないのですか？

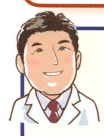

一部の治療では，保険給付の対象となります．

　一般的な矯正歯科治療は健康保険がききません．しかし，重篤な疾患に伴った咬み合わせの異常（不正咬合）の治療については保険がききます．

1. 国が定める疾患（次ページに列記）に起因する咬み合わせの異常に対する矯正歯科治療
2. 上下の顎の不調和やゆがみに起因する咬み合わせの異常があり，治療に顎の外科手術を要する顎変形症の矯正歯科治療（p.17）

　なお，保険治療を受けられる病院やクリニックは都道府県が指定する医療機関に限られていますので，日本矯正歯科学会ホームページ（http://www.jos.gr.jp/）をご覧いただき，確認することをおすすめします．

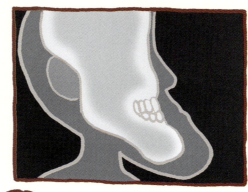

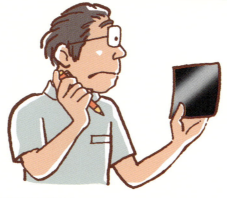

健康保険と矯正歯科治療

健康保険給付の対象となる治療 （2018年3月現在）

　顎の外科手術を必要とする顎変形症の手術前，手術後の矯正歯科治療，また下記の厚生労働大臣が定める疾患に起因した，咬み合わせの異常に対する矯正歯科治療は，健康保険の給付対象になります．

1. 唇顎口蓋裂
2. ゴールデンハー症候群
   （鰓弓（さいきゅう）異常症を含む）
3. 鎖骨頭蓋骨異形成
4. トリチャー・コリンズ症候群
5. ピエールロバン症候群
6. ダウン症候群
7. ラッセルシルバー症候群
8. ターナー症候群
9. ベックウィズ・ヴィードマン症候群
10. ロンベルグ症候群
11. 先天性ミオパチー
    （先天性筋ジストロフィーを含む）
12. 顔面半側肥大症
13. エリス・ヴァン・クレベルド症候群
14. 軟骨形成不全症
15. 外胚葉異形成症
16. 神経線維腫症
17. 基底細胞母斑症候群
18. ヌーナン症候群
19. マルファン症候群
20. プラダーウィリー症候群
21. 顔面裂
22. 大理石骨病
23. 色素失調症
24. 口・顔・指症候群
25. メービウス症候群
26. カブキ症候群
27. クリッペル・トレノーネイ・ウェーバー症候群
28. ウィリアムズ症候群
29. ビンダー症候群
31. スティックラー症候群
32. 小舌症
33. 頭蓋骨癒合症
    （クルーゾン症候群，尖頭合指症を含む）
33. 骨形成不全症
34. 口笛顔貌症候群
35. ルビンスタイン-ティビ症候群
36. 常染色体欠失症候群
37. ラーセン症候群
38. 濃化異骨症
39. 6歯以上の先天性部分（性）無歯症
40. チャージ症候群
41. マーシャル症候群
42. 成長ホルモン分泌不全性低身長症
43. ポリエックス症候群
44. リング18症候群
45. リンパ管腫
46. 全前脳（胞）症
47. クラインフェルター症候群
48. 偽性低アルドステロン症（ゴードン症候群）
49. ソトス症候群
50. グリコサミノグリカン代謝障害
    （ムコ多糖症）

平成30年度診療報酬改定により4月以降新規導入予定の疾患名

- 脊髄性筋萎縮症
- その他顎・口腔の先天異常
- 前歯3歯以上の永久歯萌出不全に起因した咬合異常（前歯部の骨性埋伏歯によるものに限る）

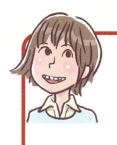

矯正歯科治療後にも何か装置を入れておかないといけないのですか？

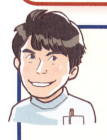

矯正歯科治療後には"あともどり"を防ぐための保定装置（リテーナー）を，必ず使用する必要があります．

　矯正歯科治療後には，"あともどり"を防ぐための保定装置を，必ず使用する必要があります．

　歯ならびや咬み合わせも人間の身体の一部であり，皮膚や髪の毛などと同様に，生涯を通じて変化していくものです．

　また，保定装置の使用ばかりでなく，歯や歯周組織などの衛生管理も大切です．したがって，矯正歯科治療終了後も主治医の指示に従って保定装置を使用し，定期的なチェックを受けることが必要です．

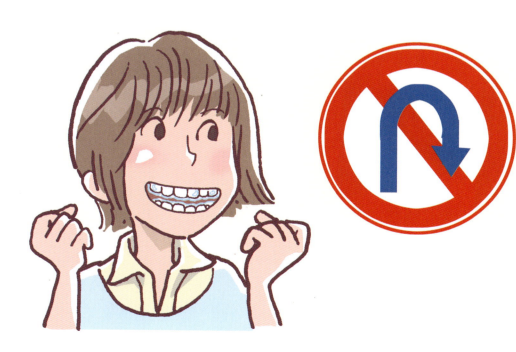

NOTE
"あともどり" について

あともどりとは

　矯正歯科治療により得られたよい歯列と咬み合わせも，治療後に少しずつ治療前の状態に"あともどり"することがあります．あともどりは，以下の3つの要因から生じると考えられます．

　①治療により変化したものが，もとの状態に戻ろうとするもの
　②成長期の子どもでは，顎の成長や歯の生え変わりにより生じるもの
　③成人では，加齢とともに誰にでも起こる一般的な変化（生理的加齢現象）によるもの

　したがって，矯正歯科治療を終了した全ての患者さんは，その程度はさまざまであっても"あともどり"が生じる可能性があるのです．

　私たち人間はさまざま病気にかかったり，障害を持ったりしていますが，適切な治療と患者さんの協力により改善あるいは治った病気や障害がもう一度生じることがあり，また，年齢とともに身体やその働きも少しずつ変化し，新たな問題が生じることもあります．私たちの身体の一部である歯列や咬み合わせも同様で，矯正歯科治療により得られたよい状態も「一生変化しない」ことは期待できません．

　そこで，"あともどり"を防ぐ，あるいは最小限に留めるために，以下の2つが大切になります．

　①適切な診査・診断にもとづいた，長期間の安定性を重視した治療方針
　②矯正歯科治療後の「保定」

　近年，治療に必要な検査や診断なしに行われた無理な歯列の拡大治療により，治療終了後の早期の段階で大きな"あともどり"を見ることがあります．矯正歯科治療の受診に際しては，治療のプロセスや治療結果のみならず，治療後の歯列や咬み合わせの長期的な安定性についても，説明を受け確認することがよいでしょう．

各種の保定装置

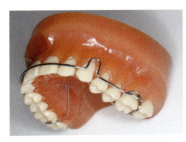

図1　ホーレーリテーナー
標準的な保定装置で，治療後のあともどりを防ぐと同時に咬み合わせの緊密化や安定化を図ることができます

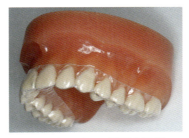

図2　マウスピース型保定装置
装着感や審美性，また歯列の維持には優れていますが，咬み合わせの緊密化は期待できません

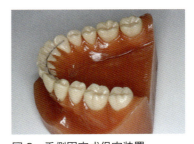

図3　舌側固定式保定装置
前歯の裏側にワイヤーを接着剤で固定する装置で，取り外しはできません．歯列の固定に優れていますが，清掃が難しく歯石沈着などの歯周組織に悪影響を与えることがあります

参考解説

受診・治療にあたってのミニアドバイス

 ### 受診先の選択にあたって

矯正歯科治療は専門性が高く，むし歯や歯周病の治療とはまったく異なる専門知識や診療技術が必要です．したがって，矯正歯科治療の受診に際しては，専門の教育・研修を受けた矯正歯科医による適切な診査・診断・治療方針の立案，また，ワイヤーを用いたマルチブラケット装置を使用して治療する，豊富な経験を持った矯正歯科医のいるクリニックを受診することが望ましいでしょう．

 ### インターネットでの情報収集の注意点

最近は，インターネットでさまざまな情報に，簡単にアクセスできる時代になりました．矯正歯科治療に関する医療情報も同様に，インターネットで多く得ることができます．しかしながら，インターネットの情報の中には不正確であったり，患者さんを誘引するための誇大表現や，医学的には誤った情報もあります．また，一般的には内容は正しいとしても，一人ひとり異なった特定の患者さんの歯列や咬み合わせの問題に対しては，必ずしも当てはまらない場合もあります．

したがって，インターネットで情報を得る際には，すぐにその内容を信用するのではなく，慎重に捉えることが大切です．具体的には，あるクリニックのHPに記載してある内容が，ほかの多くのクリニックのHPの記載内容と大きく異なったり，クリニック独自の治療方法や著しく高い治療成績，極端に短い治療期間を謳っていたりする場合には，医学的に信頼性の高い学会のHP（日本矯正歯科学会HP，日本臨床矯正歯科医会HPなど）の記載内容と比較してみるとよいでしょう．

 ### 治療について不安を感じたら

矯正歯科治療は費用も期間もかかるため，受診は慎重に決めることが大切です．もし，受診に際して治療方針や治療費に関して不安があれば，ほかのクリニックを受診し，「セカンドオピニオン」を求めるとよいでしょう．

なお，矯正歯科治療は，いったん治療を開始して歯が動いていくと，治療開始前の状態には戻ることができない非可逆的治療であり，治療開始後のセカンドオピニオンはさまざまな難しい点があるためにセカンドオピニオンは，やはり治療開始前に行うことが適切です．

 ### 転居，海外留学するとき

矯正歯科治療において，効率的な治療プロセスと，よい治療結果を得るためには，一貫した治療方針で最初から最後まで行われることが大切であり，できれば治療の開始から終了まで同じクリニックで受診することが望ましいでしょう．

しかしながら，転勤や進学に伴う遠方への転居，海外留学などにより，受診中のクリニックへの通院が不可能になることがあります．

その場合は，転居先で治療を継続できるように，「転医」をすることになります．一般的な

転医のプロセスは以下の通りです．
　①転居先・新居が決まったら，現在の主治医に伝える（転医の手続きには時間がかかることがあり，できるだけ早めに転医を希望することを伝えることが大切です）．
　②主治医に転医先クリニックに送付する治療経過を記載した文書，レントゲンや歯型模型，写真を含む診断資料の準備を依頼する．
　③治療の進行状態に応じた治療費の精算，返金．なお，転医の可能性がある場合は，治療開始前にその対応の可否などを確認するとよいでしょう．

 ### 部分矯正について

　一般的に，矯正歯科治療で良好な治療結果と長期の安定性を得るためには，全顎的矯正歯科治療が必要であり，部分的矯正歯科治療では，矯正歯科装置を装着していない部分に，歯列・咬み合わせの問題が生じる可能性もあります．しかしながら，部分的矯正歯科治療が適応となることもあります．部分的矯正歯科治療の受診に際しては，①全顎的な歯列や咬み合わせへの影響，②長期的な安定性，を主治医に確認するとよいでしょう．

成人矯正歯科治療における留意点

 ### 成人矯正歯科に向き不向きの歯ならびや口の状態は

　成人の矯正歯科治療に向いている不正咬合は上下の顎の関係にずれがなく，不正な咬み合わせが歯列に限局している場合です．このような不正咬合は年齢に関係なく治療することが可能です．さらに顎の手術を併用した外科的矯正治療（p.17参照）を行えば，どのような不正咬合にも対応することが可能ですので，向き不向きはありません．
　ただし，残っている歯の数が少ないとき，ブリッジなどの入れ歯が入っているとき，歯周病などで歯を支えている歯槽骨が下がっているときなどは，矯正歯科治療が制限されたり，できないこともありますので，矯正歯科医とよく相談し最善の方法を選ぶようにしましょう．

 ### 年齢によって治療法の違いはあるか

　成長期の子どもでは上下の顎のずれがあっても治療により顎の成長抑制や促進を行えるので，多少の顎のずれは治療することが可能です．
　また，治療による咬合痛の程度も10歳代の方が，軽微な場合が多いように思います．治療の方法，治療期間，費用などはどちらもほとんど変わらないでしょう．

 ### 治療できない口の状態や全身の状態はあるか

　歯周病がある場合は歯周病の処置を行い，落ち着いてから矯正治療を開始します．歯周病がかなり進んでいる場合は，矯正治療が禁忌となることもあります．
　また喫煙は歯周病の大きな危険因子であり，傷の治りを阻害し，骨の代謝にも悪影響を及ぼしますので，矯正歯科治療前に禁煙することをおすすめします．
　糖尿病は免疫力を低下させ，歯周病を悪化させますし，骨の代謝にも悪影響を及ぼしますので，矯正歯科治療にも影響があると考えられます．糖尿病である場合は十分な注意が必要です

参考解説

ので，矯正歯科医に必ず相談してください．

　なお，矯正歯科治療中の妊娠，出産に関しては特に治療への問題や，胎児の成長などへの悪影響の報告はありません．

最近注目のアンカースクリューを用いた治療法について

 歯科矯正用アンカースクリューって何？

　歯科矯正用アンカースクリュー（スクリュー）は，長さ6.0〜12.0mm，太さ1.2〜2.0mmほどの小さなネジで（図1），生体親和性に優れたチタン合金で作られています．歯槽骨（歯が植わっている骨）や顎の骨にこのネジを植立し，歯を移動するための固定源（歯を動かすための土台）として使用します．

　例えば上顎前突（いわゆる出っ歯）の治療では，前歯を引っ込めるために小臼歯を抜歯し，前歯と奥歯を引き合いさせることで前歯が引っ込みますが，顕著な上顎前突の治療では，奥歯が前に引かれてしまうため十分前歯を後方移動できませんでした．そのため，奥歯の前方移動を防止するためにヘッドギア（p.31）を装着していましたが，患者がヘッドギアを十分使用しないために，良好な治療結果を得られないこともありました．しかし，スクリューを固定源として前歯を後方移動することで，奥歯が前に移動することなく前歯を十分後方移動できるため，良好な治療結果を得られるようになりました．スクリューの使用はヘッドギアのように患者の協力を必要としないため，難症例でも患者の負担を軽減し良好な結果を得やすい利点があります．

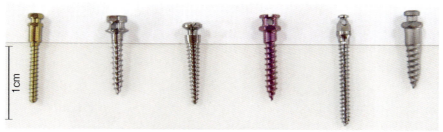

図1　各種歯科矯正用アンカースクリュー

💡 歯科矯正用アンカースクリューの植立と撤去

歯科矯正用アンカースクリューは歯と歯の間に植立するため，上顎では第一大臼歯の前後で外側①（図2-1），内側の骨②および口蓋（上あご）中央部③（図2-2），下顎では第一大臼歯の前後で外側の骨④，第二大臼歯の後方外側⑤（図2-3）などです．歯科矯正用アンカースクリューの植立は，専用のドライバーで歯槽骨に直接ねじ込むか，専用のドリルで下穴を開けたうえでねじ込むことが多いです．

矯正歯科治療後は専用ドライバーでアンカースクリューを撤去しますが，歯肉のスクリューの穴は数日で閉鎖され，骨のスクリューの穴も数カ月で閉鎖されもとどおりになります．

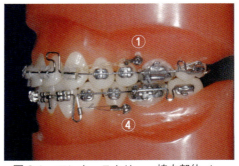
図2-1　アンカースクリュー植立部位-1

💡 歯科矯正用アンカースクリューが必要な症例

矯正歯科治療でアンカースクリューを固定源として用いる症例は，大きな歯の移動を伴う難症例です．顕著な上顎前突，上下顎前突，叢生症例に有効です（図3）．また，抜歯・非抜歯の境界線上の症例の非抜歯症例への誘導や，開咬症例に用いることもあります．また，顎変形症等の保険診療にも使用可能です．

成人に用いるアンカースクリューの成功率は90％ほどで比較的高いものですが，14歳以下の若年者では動揺や脱落することが多く，成功率は低くなります．そのため若年者に歯科矯正用アンカースクリューを適用する時は，安定しない場合に備え，ヘッドギア等の代替装置使用を受け入れてもらう必要があります．

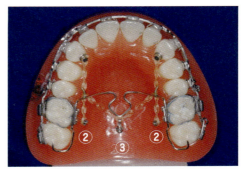
図2-2　アンカースクリュー植立部位-2

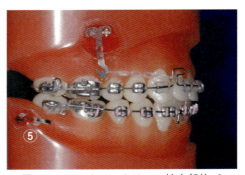
図2-3　アンカースクリュー植立部位-3

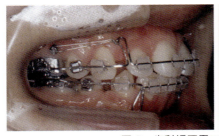 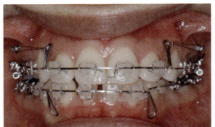 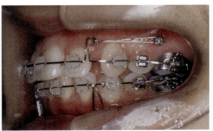
図3　歯科矯正用アンカースクリューを固定源とした上顎前歯の舌側移動（後方）

💡 術者の資格

「歯科矯正用アンカースクリューガイドライン第2版」〔日本矯正歯科学会〕には，歯科矯正用アンカースクリュー使用に当たっては，十分な矯正歯科臨床経験を有する歯科医師で，日本矯正歯科学会認定医の資格を有する歯科医師であることが望ましい，と記載されています．

参考解説

矯正歯科治療中のう蝕・歯肉炎予防の基本

　矯正歯科治療中の歯みがきは，矯正装置が邪魔をして大変ですが，汚れを落としておくことは，歯を守るためにとても大切です．装置が入っていないときでもほとんどの人にみがき方のクセがあって，汚れがよく落ちていないところがあるものです．まず，それをチェックしてよく落とせるようにしておくことが肝心です．

　装置が入ってからは歯ブラシの当て方の工夫や補助清掃用具を使うことで，上手に汚れを落とせるようになります．装置が入ったら練習をしてみて，わからないことがあったら歯科衛生士さんに聞いてみましょう．

《歯ブラシを上手に使おう》

 歯ブラシの交換時期は？

　1カ月を目安に交換しましょう．歯ブラシの毛先が広がってしまうと，歯面やブラケットに当たりにくくなったり，ワイヤーの下に入り込みにくくなったりして，汚れを十分に落とせません．

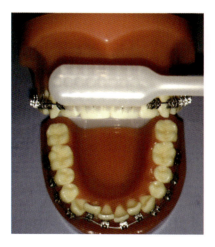 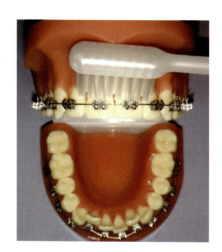 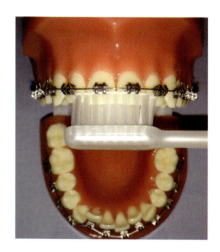

装置の正面：歯ブラシの毛先が歯面と装置にほぼ直角になるように当て，歯ブラシを横に動かして，ブラケットと歯面をみがきましょう

装置の上部：歯ブラシの毛先が歯面と装置に対してななめになるように当て，歯ブラシを横に動かして，ブラケット，歯面，歯肉のまわりをみがきましょう

装置の下部：歯ブラシの毛先が歯面と装置に対して平行になるように当て，歯ブラシを横に動かして，ブラケット，歯面，ワイヤーの下，歯と歯の間をみがきましょう

《歯間ブラシを上手に使おう》

 歯間ブラシの交換時期は？

　毎日使用する場合は，1週間を目安に交換しましょう．同じ歯間ブラシを長く使い続けると，歯間ブラシのワイヤーが曲がったり折れたりして，使えなくなることもあります．

 歯間ブラシのサイズは？

　Mサイズ～Lサイズが一般的ですが，メーカーによっては，同じサイズ表記でも大きさが多少異なることがあります．

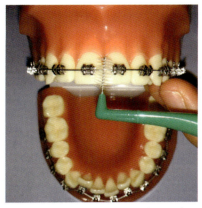

装置と装置の真ん中：歯間ブラシの毛先が縦方向になるように持ち，上下に動かして，ワイヤーの下・歯と歯の間をみがきましょう

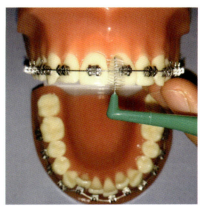

装置の右側：歯間ブラシを右側に寄せて上下に動かし，ブラケット，歯面，ワイヤーの下をみがきましょう

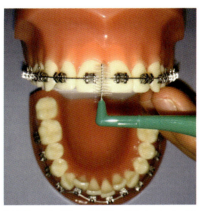

装置の左側：歯間ブラシを左側に寄せて上下に動かし，ブラケット，歯面，ワイヤーの下をみがきましょう

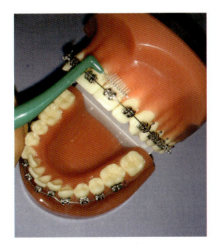

装置の上部：歯間ブラシの毛先が横方向になるように持ち，横に動かして，ブラケット，歯面，歯肉のまわりをみがきましょう

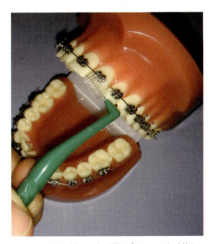

装置の下部：歯間ブラシを横に動かして，ブラケット，歯面，ワイヤーの下，歯と歯の間をみがきましょう

参考解説

《ワンタフトブラシ（小さい歯ブラシ）を使おう》

 ワンタフトブラシの使い方

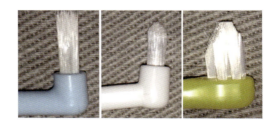

　鉛筆を持つときの持ち方で，みがきたい部分にクルクルと円を描くように押し当てて使います．普通の歯ブラシではみがきにくい，奥歯の装置のまわり，歯の咬む面（咬合面），歯ならびの悪いところ，上顎のワイヤー，前歯の裏側などは，ワンタフトブラシを使うとしっかりみがけます．ワンタフトブラシにはいろいろな種類（毛先が真っ直ぐなもの，とがっているもの，毛束が複数あるもの）があるので，自分の使いやすい形のものはどれか，いろいろと試してみましょう．また，1カ月ほど使ったら，新しいものと交換しましょう．

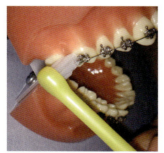
奥歯の装置の周り

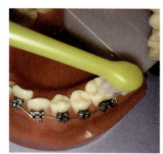
咬む面

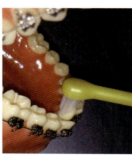
普通の歯ブラシだと磨きにくいところ
歯ならびがぼこぼこしているところ

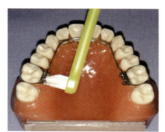
装置の周り

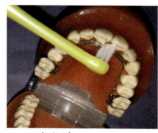
上あごのワイヤー

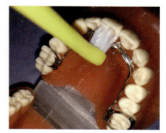
前歯の裏側

《ブラッシングの補助に》

　ブラッシングの仕上げや，どうしてもみがき残しがある人には，フッ化物配合の歯面塗布剤や洗口液（マウスウォッシュ）の使用をおすすめします．

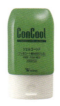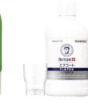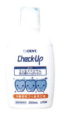

フッ素を使ったむし歯予防法の例

 フッ化物歯面塗布法（歯ブラシ法）

- ■ 使用するフッ化物（商品名）
  フッ化ナトリウム2％（バトラーフローデンフォームN）
- ■ 方　法
  フローデンフォームを歯ブラシに取り歯面全体に塗布する
- ■ 特　徴
  泡タイプであるため，歯間部や隣接面に入り込みやすい

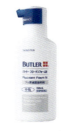

泡状タイプ

（バトラー）

 フッ化物洗口法

- ■ 使用するフッ化物（商品名）
  フッ化ナトリウム0.1％（ビーブランド）
- ■ 方　法
  洗口液（10mL）を口に含み歯面全体にゆきわたるようやや下を向きながら約30秒間洗口する
- ■ 特　徴
  濃度が低いため（250〜450ppm）毎日使用できる液体タイプであるため，溶かす手間がなく簡単

洗口液

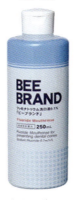

（ビーブランド）

フッ化物歯面塗布法（トレー法）

- ■ 使用するフッ化物（商品名）
  フッ化ナトリウム2％（バトラーフローデンフォームN）
- ■ 方　法
  専用のトレーにフローデンフォームをのせ4分間口腔内に保持する
- ■ 特　徴
  歯ブラシ法に比べ歯面の隅々までフッ素が浸透しやすい

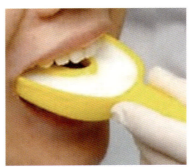

トレー法

① 装置が壊れたら電話で連絡しましょう

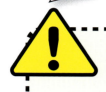

クリニックに電話をする前に
装置が外れたり、壊れている部分や、状態を確認して下さい。

電話で
① どの歯の
② どの装置が
③ どのように外れたり、
　　壊れているか
　を伝えてください。

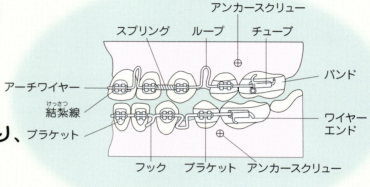

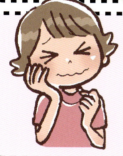

④ 痛みの程度
⑤ 生活や食事への支障の程度
　も伝えてください。

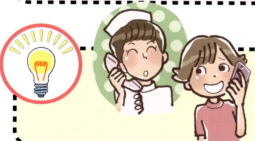

現時点での対応方法をお伝えします。

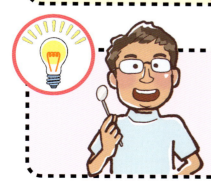

すぐに来院していただくか
次回予約日までお待ちいただくかを
判断します。

② 装置がついたら食事に気をつけましょう

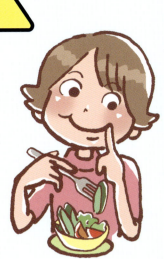

口の中に装置が入ったら、装置が外れたり、壊れたりしないように気をつけて食べましょう。

装置が外れて、つけ直しが多いと治療が長引く原因になります。

⬇

装置が外れやすい食べものは？
①硬いもの（フランスパン、おせんべい、氷のかたまり）
②くっつきやすいもの（ガム、キャラメル、お餅など）

⬇

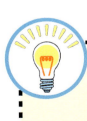 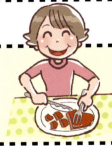

ただし、大切なことは食べるものよりも"食べ方"です。

⬇

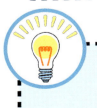 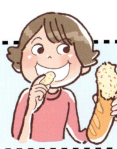

装置に当たらないように、食べものを小さくして、ゆっくり食べましょう。

【参考文献】
1) Proffit WR, Henry W, et al：Contemporary orthodontics. 3rd ed, Mosby；高田 健治訳，新版プロフィトの現代歯科矯正学．クインテッセンス出版，東京，2004, 113-144.
2) Mew JR：The postural basis of malocclusion：a philosophical overview. Am J Orthod Dentofacial Orthop, 2004 126 (6), 729-738.
3) 飯田順一郎：矯正歯科治療の意義と目的／歯科矯正学；相馬邦道ほか編，第5版第7刷，医歯薬出版，東京，2013, 9-14.
4) Magalhães IB, Pereira LJ, Marques LS, Gameiro GH：The influence of malocclusion on masticatory performance. A systematic review. Angle Orthod 80：981-987, 2010.
5) Zhang M, McGrath C, Hägg U：The impact of malocclusion and its treatment on quality of life：a literature review. Int J Paediatr Dent 16：381-387, 2006.
6) 中川弘二，永田 温，菅居達昌，納村晋吉：日本大学歯学部付属歯科病院矯正科における患者の統計的観察．日大歯学 76, 171-176, 2002.
7) 小川麻衣，高橋康代，伏木怜奈，堀貫恵利，馬谷原琴枝，清水典佳：日本大学歯学部付属歯科病院歯科矯正科に置ける実態調査－来院患者数およびその分布について－．日大歯学 90, 53-60, 2016.
8) 厚生労働省：不正咬合の治療法の概要－生活習慣病予防のための健康情報サイト；e-ヘルスネット，https://www.e-healthnet.mhlw.go.jp/information/teeth/h-06-002.html（2018年3月8日現在）
9) 戒田清和，磯野浩昭，井本貴之，平下斐雄，桑原洋助：鶴見大学歯学部附属病院矯正科の過去25年間における抜歯部位及び頻度についての検討．Orthodontic Waves 57巻 103-106, 1998.
10) Proffit WR：Forty-year review of extraction frequencies at a university orthodontic clinic. Angle Orthod 64：407-414, 1994.
11) 平下斐雄，山本照子：矯正治療と痛み歯は動く；矯正歯科臨床の生物学的背景．医歯薬出版，東京，2006, 42-56.
12) Bergius M, Berggren U, Kiliaridis S：Experience of pain during an orthodontic procedure. Eur J Oral Sci. 2002, 110 (2)：92-98.
13) Blake M, Bibby K：Retention and stability：A review of the literature. Am J Orthod Dentfac Orthop 114, 299-306, 1998.
14) Litlle RM, Riedel RA, Stein A：Mandibular arch length increase during the mixed dentition: Postretention evaluation of stability and relapse. Am J Orthod Dentfac Orthop 97, 393-404, 1990.
15) Litlle RM, Riedel RA, Artun J：An evaluation of changes in mandibular anterior alignment from 10 to 20 years postretention. Am J Orthod Dentfac Orthop 93, 432-438, 1988.
16) Motoyoshi M, Hirabayashi M, Uemura M, Shimizu N：Recommended placement torque when tightening an orthodontic mini-implant. Clin Oral Impl Res 17, 109-114, 2006.
17) Motoyoshi M, Matsuoka M, Shimizu N：Applications of orthodontic mini-implants to adolescents. J Oral Max Surg 36, 695-699, 2007.

■ 執筆者略歴 ■

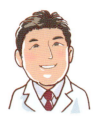

清水 典佳 （しみず のりよし）

1977 年　日本大学歯学部卒業
1982 年　日本大学大学院松戸歯学研究科修了
1982 年　日本大学助手（松戸歯学部歯科矯正学）
1985 年　日本大学講師（松戸歯学部歯科矯正学）
1986-1988 年　カナダトロント学 MRC group
　　　　　　　in periodontal physiology 研究員
1999 年　日本大学助教授（歯学部歯科矯正学）
2003 年　日本大学教授（歯学部歯科矯正学）
2007-2012 年　日本大学歯学部付属歯科病院
　　　　　　　病院長
2012-2014 年　日本大学歯学部　次長
2014-2015 年　日本大学歯学部附属技工専門
　　　　　　　学校長

日本矯正歯科学会　認定医，指導医，専門医

主な学会役員歴
　日本矯正歯科学会理事（2008 〜 2018）
　日本矯正歯科学会理事長（2016 〜 2018）
　東京矯正歯科学会会長（2014 〜 2016）
　日本顎変形症学会評議員（2008 〜）
　日本レーザー歯学会理事（2011 〜）

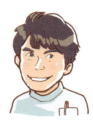

富永 雪穂 （とみなが ゆきほ）

1983 年　日本大学歯学部卒業
1987 年　日本大学大学院歯学研究科修了
　　　　 日本大学助手（歯学部歯科矯正学）
1990 年　アルファ矯正歯科クリニック開業

日本矯正歯科学会　認定医，専門医

日本臨床矯正歯科医会会長（2013 〜 2017 年）
日本大学歯学部兼任講師

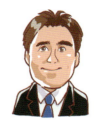

納村 泰弘 （なむら やすひろ）

1995 年　日本大学歯学部卒業
2000 年　日本大学大学院歯学研究科修了
2004 年　日本大学助手（歯学部歯科矯正学）
2007 年　日本大学助教（歯学部歯科矯正学）
2016 年　日本大学講師（歯学部歯科矯正学）

日本矯正歯科学会　認定医，指導医

歯ならび，矯正歯科治療 Q & A

発　行　平成 30 年 3 月 26 日　第 1 版第 1 刷
著　者　清水 典佳　富永 雪穂　納村 泰弘
ⒸIGAKU JOHO-SHA Ltd., 2018. Printed in Japan
発行者　若松明文
発行所　医学情報社
〒 113-0033 東京都文京区本郷 3-24-6
TEL 03-5684-6811　FAX 03-5684-6812
URL http://www.dentaltoday.co.jp

落丁・乱丁本はお取り替えいたします
禁無断転載・複写　　ISBN978-4-903553-72-6

患者さんへの "ベストアンサー" シリーズ

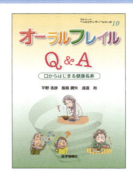 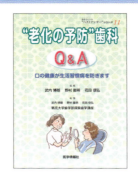

"老化の予防"歯科 Q&A
武内 博朗（綾瀬市開業／鶴見大学臨床教授・歯学部探索歯学講座）／
野村 義明（鶴見大学准教授・歯学部探索歯学講座）／
花田 信弘（鶴見大学教授・歯学部探索歯学講座）

オーラルフレイル Q&A
平野浩彦（東京都健康長寿医療センター部長）／
飯島勝矢（東京大学教授）／
渡邊裕（東京都健康長寿医療センター研究所副部長） 著

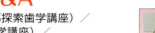

プレママと赤ちゃんの歯と口の健康 Q&A
井上美津子（元昭和大学教授）／藤岡万里（昭和大学非常勤講師） 著

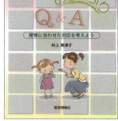

顎関節症 Q&A
中沢勝宏（東京都開業） 著

歯ぎしり Q&A
馬場一美（昭和大学教授） 著

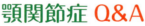

子どもの歯と口のトラブル Q&A
井上美津子（元昭和大学教授） 著

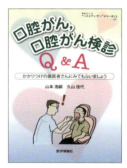

金属アレルギーとメタルフリー治療 Q&A
白川正順（元日本歯科大学教授）／石垣佳希（日本歯科大学准教授） 著

歯周病と全身の健康 Q&A 補訂版
和泉雄一（東京医科歯科大学教授） 編

息さわやかに Q&A
川口陽子（東京医科歯科大学教授） 編

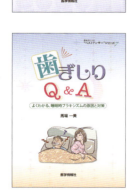

口腔がん、口腔がん検診 Q&A
山本浩嗣（元日本大学松戸教授）／久山佳代（日本大学松戸教授） 著

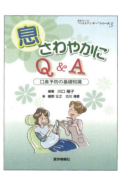

指しゃぶり、おしゃぶり Q&A
井上美津子（元昭和大学教授） 著

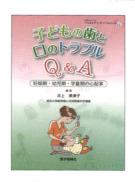 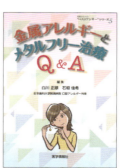 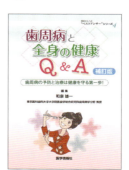

■A4判　40〜48頁　カラー　　■各定価（本体 3,000 円＋税）